DE LA GUÉRISON

SANS OPÉRATION ET SANS DOULEUR

DES TUMEURS

DE TOUTE NATURE

TUMEURS GANGLIONNAIRES. — TUBERCULES. — ÉCROUELLES.
TUMEURS GOMMEUSES.
TUMEURS ENKYSTÉES. — KYSTES PILEUX, KYSTES GRAISSEUX (LOUPES).
TUMEURS GRAISSEUSES NON ENKYSTÉES. — LIPOMES.
TUMEURS HYPERTROPHIQUES. — ADÉNOMES.
TUMEURS FIBREUSES.
TUMEURS ÉPITHÉLIALES. — CANCROÏDES.
TUMEURS CANCÉREUSES. — SQUIRRHE. — ENCÉPHALOÏDE, ETC.

PAR

LE DOCTEUR DE RIOLTZ

De la Faculté de Paris.

49, rue de Grenelle-Saint-Germain.

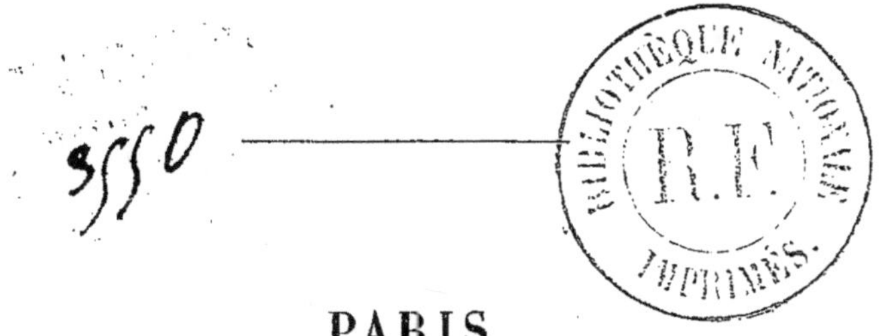

PARIS

IMPRIMERIE DE E. MARTINET

RUE MIGNON, 2.

1871

DE LA GUÉRISON

SANS OPÉRATION ET SANS DOULEUR

DES TUMEURS

DE TOUTE NATURE

Le problème de la guérison des tumeurs sans opération a, de tout temps, vivement préoccupé les médecins. Toute opération est une chose grave, en effet : grave pour le chirurgien qui l'entreprend, en raison des conséquences qu'elle peut entraîner; grave surtout pour le malade, qui est en définitive la seule victime réelle de ces conséquences, mais qui se préoccupe beaucoup plus encore de la douleur ou de l'emploi du chloroforme.

Et cependant il est peu de tumeurs dont il ne faille se débarrasser au plus vite; car, soit par leur nature maligne, soit par le développement qu'elles peuvent prendre, elles ne tardent pas à engendrer des accidents graves et finalement la mort.

Les malades ne se doutent pas toujours, au début, des conséquences qui peuvent résulter pour eux du manque de soins appropriés. Cependant ils ne tardent pas à se préoccuper, et leur premier objet est de chercher, dans les pommades, onguents ou emplâtres de la pharmacie, un moyen de résoudre, de *faire fondre* leur tumeur. En général, ils y réussissent bien rarement, et en voici la raison : les substances employées dans ce but sont à peu près toujours les mêmes, sous des formes différentes, et elles ne possèdent de propriétés résolutives qu'à l'égard d'un très-petit nombre de tumeurs, comme les gommes et les tubercules. En second lieu, l'application en est souvent vicieuse. De sorte qu'il ne reste bientôt que l'ablation par l'instrument tranchant ou par les caustiques. Les caustiques, en effet, surtout dans ces dernières années, ont été fréquemment employés, autant pour éviter les conséquences, souvent funestes, de l'instrument tranchant que pour obéir à l'appréhension instinctive des malades. Mais, à l'égard de la douleur au moins, on est tombé à peu près de Charybde en Scylla. Les caustiques employés sont, en effet, presque aussi douloureux et souvent plus douloureux que le bistouri, et ils n'agissent qu'avec une interminable lenteur. Aussi est-il arrivé que des malades en proie à d'atroces souffrances demandaient qu'on achevât au plus vite, avec l'instrument tranchant, une opération commencée avec un caustique.

Le problème est donc resté entier :

1° *Faire résoudre*, FAIRE FONDRE, *pour employer l'expression des malades, toutes les tumeurs susceptibles de ce genre de terminaison*, et elles sont en assez grand nombre.

2° *Éliminer, par une sorte de mortification, d'atrophie, sans douleur et sans danger, celles qui, par leur nature, sont absolument réfractaires à toute action résolutive.*

C'est ce double problème dont j'ai entrepris la solution, il y a déjà bien des années, et que j'ai été assez heureux de trouver, comme le prouveront bientôt quelques-unes des nombreuses observations que j'ai recueillies.

1° *Résolution des tumeurs.* — Beaucoup de tumeurs sont susceptibles de résolution, quand on les attaque de bonne heure.

Les tumeurs ganglionnaires et les tumeurs gommeuses le sont à peu près toujours et à toutes leurs périodes.

Les tumeurs enkystées graisseuses (loupes) le sont souvent au début.

Les tumeurs graisseuses non enkystées (lipomes), les tumeurs hypertrophiques et les tumeurs fibreuses le sont également, dans un certain nombre de cas.

Les tumeurs épithéliales et les tumeurs cancéreuses proprement dites ne le sont qu'au début et dans un petit nombre de cas seulement.

Mais, pour arriver sûrement à la résolution, il faut sortir souvent de la vieille routine médicale, soit pour le choix des médicaments, soit pour la façon de les employer.

Plusieurs ombellifères vireuses, un certain nombre d'euphorbiacées ont, en effet, dans certains cas, un pouvoir résolutif bien supérieur aux préparations, toujours banalement employées, de plomb, d'iode ou de mercure. En second lieu, les pommades, les onguents ou les emplâtres ne s'absorbent pas toujours, la peau étant réfractaire à l'absorption d'un grand nombre de substances. Il faut donc, en certains cas, ou avec certains médicaments, choisir une autre voie d'introduction directe. Cette voie, c'est le tissu cellulaire; le moyen, c'est la méthode hypodermique. On arrive ainsi sur le siége même du mal, qui s'imprègne alors en quelque sorte de la substance médicamenteuse et en subit toute l'action, et, en outre, par la grande facilité d'absorption du tissu cellulaire, on agit avec la plus grande efficacité sur l'économie tout entière (1).

2° *Élimination par atrophie ou mortification, sans douleur et sans danger, des tumeurs absolument réfractaires à toute action résolutive.* — Tout le monde a pu voir, sur des arbres d'ailleurs vigoureux, des tronçons de branches desséchées, que le moindre attouchement, qu'un simple coup de vent suffit à détacher. C'est un résultat analogue qu'il fallait obtenir pour les tumeurs rebelles aux résolutifs. Or, comment se dessèche une branche d'arbre? Elle se dessèche, parce que, la séve s'arrêtant à sa base et ne pénétrant plus dans le tissu ligneux, la vie n'y est plus entretenue et s'éteint faute d'aliments.

Il en serait de même de toute tumeur dont on parviendrait à suspendre la nutrition, ne fût-ce que pour un temps fort court, en empêchant la pénétration du sang, qui, chez les animaux, est la sève indispensable à l'entretien de la vie. Ce n'est pas la première fois d'ailleurs, je dois le dire, que les chirurgiens ont cherché à obtenir ce résultat. Dès l'année 1651, un médecin anglais, l'illustre Harvey, l'auteur de l'immortelle découverte de la circulation du sang, avait essayé d'obtenir la dessiccation de certaines tumeurs en empêchant ce fluide d'y parvenir, et il avait obtenu quelques résultats, qui furent promptement oubliés. M. Maunoir, en 1820, et Magendie, en 1836, cherchèrent également, par la ligature des vaisseaux afférents, à déterminer l'atrophie de quelques tumeurs, et ils purent inscrire des succès vraiment remarquables ; mais la difficulté de leurs procédés empêcha de les généraliser. Beaucoup plus récemment, deux chirurgiens anglais, MM. Arnott, en 1850 et 1854, et Simon en 1853, obtinrent des résultats très-importants au moyen, soit de la réfrigération persistante, soit de la congélation des tumeurs. En peu de temps, il y eut une atrophie presque complète, et, dans quelques cas, une véritable guérison. Mais ces expériences furent abandonnées en raison de divers inconvénients assez graves, et notamment celui de ne pouvoir borner la congélation à la tumeur même. Plus tard, enfin, on essaya la galvanisation superficielle, moyen peu efficace, et la galvanopuncture, beaucoup plus énergique, et qui donna quelques beaux succès, mais dans des cas particuliers très-restreints, et avec des inconvénients qui firent encore abandonner cette méthode ; et puis tout tomba dans l'oubli! Et de nouveau le bistouri régna en maître.

Toutes ces méthodes étaient, en effet, défectueuses ou insuffisantes.

____

(1) Voyez plus loin les observations de guérison par résolution.

Mais, le principe étant posé, la voie n'était-elle pas ouverte à de nouvelles recherches? Et n'avons-nous pas, bien mieux qu'autrefois, des moyens pour résoudre la question? Combien de substances coagulantes possédons-nous aujourd'hui, qu'on ne connaissait pas jadis! et que de moyens de pénétration nouveaux, tels que les trocarts capillaires, pour ne parler que d'un seul! Au lieu d'abandonner cette voie, il fallait donc y entrer résolûment, et c'est ce que j'ai fait. Je dois toutefois quelques explications à mes lecteurs au sujet du mot *opération*, que je supprime.

Dans le cas où la résolution est possible, il y a résorption de la tumeur, passage de ses éléments dans la circulation, et elle disparaît sans qu'il en sorte un atome au dehors. Mais, dans le cas où la résolution n'est pas possible, il faut bien, pour que la tumeur disparaisse, l'extraire du milieu des tissus sains qui l'environnent, la faire sortir au dehors, et c'est là, dans le sens chirurgical du mot, une opération, quels que soient d'ailleurs les moyens employés. Pour le public, au contraire, et c'est sur ce terrain que je me place, le mot *opération* suppose toujours une action violente et douloureuse. Or, il n'y a, dans ma méthode, ni action violente ni douleur; c'est une simple élimination par atrophie. Il n'y a donc pas là une opération, et je suis fondé à le dire : c'est par une simple application superficielle ou concentrique, selon la forme des tumeurs, que j'arrive à produire ce résultat. S'agit-il de tumeurs aplaties, comme certaines formes d'épithéliomas, comme les cicatrices ou coutures survenant après les suppurations ganglionnaires ou certaines brûlures, je les attaque directement par leur surface, parce qu'il y a trop peu d'épaisseur pour qu'on puisse agir de dedans en dehors. S'agit-il, au contraire, de tumeurs ordinaires, c'est-à-dire formant élévation ou se confondant, à une certaine profondeur, avec les tissus où elles se trouvent placées, je n'attaque que la base, sans toucher aucunement au reste de la tumeur.

En quelques minutes, il se forme un cercle séparatif parfaitement distinct, et, en quelques heures, la tumeur se flétrit. Il est rare qu'il faille plus d'une application pour arriver à ce résultat. Je laisse alors la tumeur en repos, et elle ne tarde pas à se détacher d'elle-même, réduite d'ailleurs à un volume insignifiant. Il n'y a jamais de réaction fébrile, jamais d'accidents d'aucune sorte; les malades ne sont pas même obligés de garder la chambre, à plus forte raison le lit. Quelques heures de repos suffisent, et, comme je fais habituellement mes applications le soir, on profite simplement du repos habituel de la nuit.

Voici maintenant quelques observations, je ne dirai pas prises au hasard, mais choisies, au contraire, de façon à montrer le résultat dans un grand nombre de cas divers (1) :

RÉSOLUTION DES TUMEURS.

Tumeurs ganglionnaires. — M. E. C..., âgé de dix-sept ans. Deux tumeurs ganglionnaires scrofuleuses de la région parotidienne droite, dont une du volume d'un petit œuf de poule, et largement ulcérée ; la seconde, du volume d'une forte noisette, et située un peu en arrière et en haut de la première. Ces tumeurs datent de quatre ans et de six mois. — Divers traitements ont déjà été employés, et notamment, comme traitement général, les bains sulfureux, l'iodure de potassium, l'huile de foie de morue, etc., et, en applications locales, diverses pommades, mercurielles, d'iodure de potassium, d'iodure de plomb. — Il n'y a jamais eu d'amélioration bien sensible. Après être restée plus ou moins stationnaire à diverses reprises, la première de ces tumeurs s'est ulcérée, il y a un an, et la cicatrisation n'a pu être obtenue par aucun moyen. Il y a d'ailleurs un état général des plus accentués, ce qui explique la formation récente de la seconde tumeur.

Traitement général régulièrement suivi pendant trois mois : 200 grammes de viande crue par jour, prise dans du bouillon, comme un potage (finement hachée et passée au tamis, bien entendu). Un verre de Xérès, trois fois par jour. Matin et soir, une cuillerée à bouche de sirop végétal dépuratif. — Comme traitement local : application externe de permanganate de potasse en solution au centième, et une injection hypodermique spéciale, tous les trois jours. — Après un mois de traitement, la plus petite des tumeurs avait disparu, et l'autre, déjà cicatrisée, se limitait sensiblement. Avant la fin du deuxième mois, cette dernière disparaissait à son tour, mais il restait un bourrelet inévitable, formant la cicatrice, et que je dus détruire. Le traitement général ne fut continué plus longtemps que pour consolider d'une façon définitive une santé altérée depuis un si grand nombre d'années. J'insiste sur les faits de ce genre, quoique bien simples, parce qu'ils sont très-fréquents et que je les vois persister d'une façon vraiment déplorable, et amener, alors même qu'ils viennent à guérir par le temps, des cicatrices difformes,

---

(1) J'ai eu l'intention de faire photographier, avant et après la guérison, quelques-uns des cas les plus remarquables que je vais rapporter ; mais j'ai dû m'arrêter devant les difficultés matérielles de l'exécution, et surtout à cause du prix très-élevé qu'aurait atteint cette notice, ce qui allait complétement contre mon but.

occasionnées par la longue suppuration, et dont les jeunes gens, plus tard, éprouvent le plus grand ennui.

J'ai un autre cas de tumeur ganglionnaire du cou très-volumineuse, mais récente, qui disparut en treize jours. Je n'en parle pas, ni des autres non plus, pour ne pas me répéter et allonger inutilement ce travail.

Tumeurs gommeuses.— Les tumeurs gommeuses sont des tumeurs de nature spéciale, tenant à une infection spécifique du sang. Elles sont assez fréquentes; mais leur apparition étant souvent fort éloignée des autres accidents qui pourraient mettre sur la voie, on les méconnaît, et alors on ne les guérit pas. J'ai vu de nombreux malades ainsi porteurs de gommes qui duraient depuis des années, et dont l'état général était des plus précaires. Une fois reconnues, le traitement en est des plus simples; tout disparaît en peu de temps.

Tumeurs enkystées graisseuses (loupes). — Les tumeurs enkystées graisseuses, vulgairement connues sous le nom de *loupes*, sont extrêmement fréquentes. Comme elles siégent sur le cuir chevelu, chacun a pu s'assurer de ce fait, et l'on se demande avec étonnement comment ces malades ne cherchent pas à s'en débarrasser. Ce n'est pas qu'elles présentent rien de grave, mais elles sont souvent gênantes, et en tout cas fort disgracieuses. Or, rien n'est plus simple que de les faire disparaître. Celles qu'on doit désigner sous le nom de kystes pileux ne sont pas susceptibles, il est vrai, de résolution. Seuls, les kystes graisseux s'enlèvent assez communément par ce moyen, lorsqu'ils ne datent pas de trop loin, et encore n'est-ce que par la méthode hypodermique. Mais, pour les uns comme pour les autres, rien n'est plus aisé que de les atrophier et de les faire disparaître, non pas en quelques jours, mais en quelques minutes, comme nous le verrons tout à l'heure. Aussi je conseille de préférence, assez généralement, ce dernier moyen. Voici, néanmoins, un cas de résolution assez remarquable :

M. A. L..., âgé de soixante-deux ans, s'est aperçu pour la première fois, il y a dix mois, de la présence d'une petite loupe située au sommet de la tête, un peu en arrière. Aujourd'hui, il en a quatre dont la plus grosse ne dépasse pas, toutefois, le volume d'une forte noisette. Je pratique à chacune, tous les trois jours, quatre inoculations successives. Il se développe une très-légère inflammation, les tumeurs s'affaissent, et, le vingtième jour, il n'y paraît absolument rien. C'est évidemment un beau succès; mais il a fallu vingt jours....

Tumeurs graisseuses non enkystées, et tumeurs hypertrophiques simples. — Les tumeurs graisseuses non enkystées (lipomes) se développent principalement à la partie postérieure du tronc, au cou et aux épaules. Elles sont assez communes, quoique bien moins fréquentes

que les loupes. J'en possède quatre cas qui ont été guéris en moins de
cinq semaines avec une moyenne de dix à quinze inoculations successives. Je ne citerai que le plus remarquable, à cause du développement et de l'ancienneté de la tumeur.

M. B..., âgé de cinquante-six ans, porte depuis neuf ans une tumeur
qui, grosse au début, ou plutôt quand il s'en est aperçu, comme une
grosse amande, est aujourd'hui assez semblable à une énorme poire
légèrement aplatie. Elle est située dans le dos, directement au-dessous
de l'omoplate droite. Cette tumeur étant indolente, M. B... a résisté
aux conseils d'extirpation réitérés qu'on lui a donnés. Mais, craignant
toutefois, et avec raison, qu'elle ne prît un énorme développement,
attendu qu'elle avait grossi beaucoup depuis quelque temps, il vient
me trouver, sur le conseil d'un de ses amis. J'avoue que je n'espérais
pas en obtenir facilement la résolution. Mais M. B..., tout en consen-
tant, au cas d'insuccès, à me laisser agir par voie d'atrophie directe,
ce qui eût été beaucoup plus prompt et absolument certain, voulut
essayer de moyens moins radicaux. A la première inoculation et au
point inoculé, il s'opéra une fonte de la grosseur d'une noix moyenne.
Ce succès nous encouragea, et la dix-septième inoculation fit disparaître les derniers vestiges de cette énorme tumeur ; mais il n'avait
pas fallu moins de trois mois de traitement. Heureusement que
M. B... avait le temps d'attendre, et que la médication ne lui faisait
pas perdre une heure de ses journées. Nous pratiquions l'inoculation
le soir, et le lendemain matin il était sur pied à sept heures.

Les tumeurs hypertrophiques sont encore plus faciles à résoudre,
surtout les tumeurs du sein (adénomes). Aussi en ai-je plusieurs cas.
L'un des plus intéressants est celui d'une dame de C..., atteinte d'une
tumeur adénoïde très-volumineuse du sein gauche, et qui, après plusieurs essais infructueux de pommades ou emplâtres, s'était décidée
à se faire opérer. Le choix du chirurgien était fait, l'époque à peu
près fixée, lorsqu'une de ses amies lui parla de moi, et elle résolut
aussitôt d'essayer à nouveau d'un moyen moins effrayant que l'instrument tranchant.

Nous commençâmes de suite le traitement, qui dura trois mois ;
mais, dès les premiers huit jours, il était visible que le succès le plus
complet couronnerait notre entreprise : la tumeur s'affaissait peu
à peu de la circonférence au centre ; à la fin du deuxième mois, il ne
restait qu'un noyau induré de la grosseur d'une noisette ; un mois
après, il ne restait plus rien. Mais si la maladie est moins développée,
un à deux mois seulement sont nécessaires. J'ai même un cas de guérison obtenu en dix-sept jours ; mais il s'agissait d'une tumeur de la
grosseur d'une amande et assez superficiellement située.

Tumeurs fibreuses. — Je n'ai eu aucun cas de tumeur fibreuse soumis à mon observation. Je les passe donc complétement sous silence, maintenant comme plus tard; mais je suis fondé à croire qu'on pourrait les résoudre dans bien des cas.

Tumeurs épithéliales et tumeurs cancéreuses proprement dites. — C'est ici que l'on obtient par résolution le plus petit nombre de succès. Je dois même dire que, dans les tumeurs épithéliales, je n'ai jamais voulu essayer, et en voici la raison : à la moindre irritation, ces tumeurs s'étendent; aussi les appelait-on autrefois des *noli me tangere*, ne me touchez pas. — Il faut les supprimer entièrement, et ceci est d'autant plus facile qu'elles sont superficielles, ou les laisser tranquilles. Mais, dans ce dernier cas, on s'expose à un envahissement très-étendu, ce qui rend la guérison beaucoup plus difficile. Si j'ai dit plus haut qu'elles pouvaient quelquefois se résoudre au début, c'est donc uniquement parce qu'on a cité quelques succès plus ou moins avérés, d'autres tumeurs ayant pu à cette époque être confondues avec elles.

Les tumeurs cancéreuses proprement dites répondent beaucoup mieux, en les attaquant au début, à l'action des résolutifs. Mais il faut encore qu'elles soient d'une certaine nature, et leur siége même n'est pas sans avoir une grande influence. Ainsi je n'ai jamais vu résoudre de tumeurs encéphaloïdes, pas plus que de tumeurs cancéreuses quelconques des membres inférieurs ou supérieurs. C'est au sein seulement que les guérisons sont assez nombreuses. Et il faut dire que c'est à cet endroit qu'elles siégent le plus fréquemment. J'en rapporterai deux exemples.

Madame de P..., âgée de soixante-trois ans, est atteinte, depuis un an environ, d'une tumeur qui ressemblait à cette époque à une petite aveline perdue dans les tissus, et qui, aujourd'hui, présente la grosseur d'un marron, est adhérente à la peau, et de couleur légèrement marbrée. Cette tumeur est située à peu près au milieu du sein droit. Les ganglions axillaires ne sont point engorgés, la santé générale est très-bonne. — Un grand nombre de pommades ou d'onguents ont déjà été employés, lorsqu'elle vient me consulter.

En présence de la peau déjà malade, j'hésitais, et je fis part de mes hésitations à madame de P..., lui conseillant un traitement plus radical, et lui disant que plus elle retarderait, plus ce serait long et difficile. Mais elle avait connaissance d'un succès que j'avais obtenu dans un cas aussi ancien quoique moins avancé, et elle voulut essayer. — Après un mois, nous n'avions encore rien obtenu. Je voulais cesser, mais madame de P... insista. Il lui semblait qu'il y avait plus de souplesse, plus de mobilité. Quoique ne partageant ni ses appréciations

ni ses espérances, je consentis à poursuivre, et, au bout d'un mois,
je constatais avec la plus vive satisfaction qu'il y avait un changement
suffisamment sensible pour nous engager à persévérer. Peu à peu, en
effet, la tumeur diminua de volume, et elle finit par disparaître entièrement vers la fin du quatrième mois. — C'est dans ce cas vraiment
remarquable que je pus juger de l'efficacité d'une substance végétale
très-préconisée autrefois contre le cancer, et complétement disparue
aujourd'hui de la pharmacopée. J'ai eu occasion depuis de la mettre
un certain nombre de fois à l'épreuve, et j'ai eu très-souvent à m'en
louer. Mais il faut agir avec persévérance et ne pas craindre de multiplier les applications hypodermiques, non pas sur la tumeur elle-
même, mais dans son voisinage.

Dans un autre cas, le résultat fut plus prompt, mais il s'agissait
d'une tumeur récente et à peine de la grosseur d'une aveline. Il y
avait cependant une adhérence marquée à la peau, et c'était chez une
dame d'une constitution bien délicate. Le traitement par la même
méthode que dans le fait précédent put être cessé après deux mois et
neuf jours. J'ai revu cette dame trois ans après, et rien de nouveau
n'était survenu.

ÉLIMINATION DES TUMEURS.

Nous allons voir maintenant des cas beaucoup plus intéressants, en
ce sens qu'il s'agit de tumeurs qui ne peuvent échapper à l'opération,
et qui auront été guéries cependant par des procédés aussi peu douloureux et aussi peu dangereux que les précédents, tout en étant
beaucoup plus prompts et beaucoup plus efficaces. On sera étonné
d'après cela que je ne les emploie pas toujours de préférence. Je ré-
pondrai que j'ai la plus grande tendance à les préferer, et je les pro-
pose presque toujours aux malades, lorsque la résolution me paraît
incertaine, ou longue ou difficile, et l'on a déjà pu s'en apercevoir si
on a lu avec quelque attention les observations que je viens de relater.
Mais il arrive souvent que les malades hésitent; ils veulent essayer
quand même, parce qu'ils ont le temps. Ils ne reculent pas devant des
moyens plus radicaux, mais ils tiennent à ne les employer que si les
autres ne réussissent pas. Or, voici quelle est alors ma ligne de con-
duite: si je ne vois aucun inconvénient à essayer, s'il me paraît y
avoir quelques chances, je me rends au désir des malades. Mais si
je juge qu'il est absolument impossible de songer à la résolution, qu'il
est inopportun de la tenter ou dangereux d'attendre, je ne l'entre-
prends pas.

Tumeurs ganglionnaires. — Les tumeurs ganglionnaires peuvent être presque toujours enlevées par résolution, je l'ai déjà dit. Mais il est quelquefois préférable et surtout plus prompt de les attaquer directement. Il arrive souvent, en outre, que l'on a affaire à d'énormes cicatrices très-apparentes, traces indélébiles d'anciens ganglions suppurés qui contrarient énormément les malades, et il n'y a pas à tenter avec elles une action résolutive quelconque.

C'est ainsi que je fis disparaître la cicatrice survenue après guérison chez le malade dont j'ai donné l'observation à la page 7.

Voici maintenant un fait de guérison par élimination d'une tumeur ganglionnaire volumineuse.

M. M... est âgé de dix-huit ans. Il porte depuis trois ans deux tumeurs ganglionnaires situées au-dessous du maxillaire inférieur gauche, en dehors de l'artère carotide. Ces tumeurs, dont l'une est ulcérée depuis longtemps, sont accolées l'une à l'autre, ce qui leur donne l'apparence d'une seule tumeur bosselée du volume d'une moitié d'œuf. Une seule application faite au pourtour de la tumeur suffit pour l'atrophier complétement en quelques heures, et elle tomba le troisième jour. Tout se passa ensuite parfaitement ; mais, comme il y aurait eu une cicatrice assez large qui n'eût pas eu la couleur de la peau environnante, et cela dans un endroit très-apparent, je rapprochai cette dernière par autoplastie, et la cicatrice linéaire qui en résulta fut à peine visible. Elle doit être même aujourd'hui complétement cachée par la barbe, si le malade l'a laissé pousser.

Je passe sur les tumeurs gommeuses, qui se résolvent toutes très-facilement, et j'arrive aux *tumeurs enkystées.*

C'est ici surtout que le résultat est merveilleux par sa rapidité. Le contenu du kyste, qu'il soit pileux ou graisseux, n'est pas en effet pourvu de vie. Il n'y a de vivant que la poche, c'est-à-dire la peau. Une fois celle-ci atrophiée au pourtour de la tumeur, et c'est l'affaire de quelques minutes, on se trouve comme en présence d'un noyau dont on aurait cassé la coque. Il n'y a qu'à saisir l'amande. Ceci pour les kystes graisseux. Dans les kystes pileux, il y a du liquide qui s'écoule, et des paquets de poils qu'on prend avec une pince ou simplement avec les doigts. Je crois qu'après ces détails il est inutile d'insister, et je passe de suite aux *tumeurs graisseuses non enkystées.*

Les lipomes, quoique n'étant qu'un amas graisseux, se différencient des précédents en ce qu'ils n'ont pas d'enveloppe. Ils forment un tout qui doit disparaître en même temps, mais leur peu de consistance les fait céder avec la plus grande rapidité. En voici un exemple :

M. de V... est porteur depuis bien longtemps de deux lipomes assez rapprochés l'un de l'autre et situés à la partie postérieure gauche du cou. Il n'y a jamais rien fait, et, s'il veut s'en débarrasser aujourd'hui, et le plus promptement possible, c'est qu'il songe à se marier, ou plutôt à se remarier, car il est veuf, et il trouve avec raison que ces deux appendices n'ont rien de très-séduisant. Chacune de ces tumeurs possède à peu près le volume d'une noix. Sur ses instances, je les attaque les deux à la fois. Une seule application est faite le soir ; le lendemain matin les deux tumeurs flétries, ratatinées, étaient sur les pièces de pansement. Les suites se passèrent parfaitement, et il ne resta que deux cicatrices de la grandeur d'une pièce de 50 centimes environ, très-peu apparentes d'ailleurs, alors même qu'elles n'auraient pas été recouvertes par l'extrémité des cheveux.

Tumeurs hypertrophiques. — Les tumeurs hypertrophiques (adénomes, tumeurs adénoïdes), siégent tout particulièrement au sein chez les femmes, bien qu'elles puissent se montrer ailleurs. En voici deux observations très-intéressantes.

Madame C..., âgée de vingt-sept ans, mariée depuis trois ans, ayant une petite fille, a reçu un coup au sein droit il y a environ un an. Ce coup lui a été porté involontairement par une femme de chambre, qui ayant sous son bras une planchette dont elle voulait se servir pour repasser, se recula brusquement sans que madame C..., qu'elle ne voyait pas, ait eu le temps de se garer. Le coup fut assez violent, la douleur très-forte, aussi lui appliqua-t-on, deux heures après, dix sangsues. La douleur, tout en diminuant, persista surtout au toucher, et, un mois après environ, madame C... sentit une petite boule de la grosseur d'une noisette, qui roulait sous les doigts. On lui fit suivre un traitement local qui n'empêcha nullement cette boule de grossir, et au moment où je la voyais pour la première fois, un an après son début, elle avait l'apparence d'une pomme perdue dans les chairs et déformant le sein. Je n'eus pas ici de répugnance à vaincre. Madame C... voulait être débarrassée de sa tumeur le plus tôt possible. Elle ne redoutait que l'instrument tranchant. Ce fut bientôt fait : deux applications faites à vingt-quatre heures de distance lui atrophièrent complétement sa tumeur, qui tomba le troisième jour, et elle guérit rapidement.

A peu près à la même époque, j'eus occasion d'enlever une autre tumeur adénoïde à une dame de trente-sept ans, madame de L..., mais c'était une très-petite tumeur quoique datant d'un grand nombre d'années, et si j'en parle c'est à cause de la particularité suivante : madame de L..., neuf ou dix mois auparavant, s'était décidée à se laisser opérer par le bistouri. Elle était étendue sur son lit, tout était prêt, on allait la chloroformiser, lorsqu'elle fut prise d'une si violente attaque de nerfs, qu'elle renversa tout ce qui se trouvait autour de son lit ; avant qu'on eût eu le temps de réparer le désordre, elle était revenue à elle, mais elle ne voulut plus entendre parler d'opération ; ce n'est que longtemps après, ayant eu la certitude que mon procédé n'avait pas la moindre analogie avec l'opération tant redoutée, qu'elle se décida à se mettre entre mes mains, et elle eut lieu d'en être satisfaite, car elle m'a adressé depuis plusieurs malades.

Tumeurs épithéliales. — Les tumeurs épithéliales se présentent ordinairement à la face. C'est dans ce groupe que doivent être rangés les cancroïdes. J'en ai déjà parlé à propos du traitement résolutif que je n'ai jamais voulu tenter. J'y reviens pour raconter deux cas d'enlèvement par mortification. Madame L..., âgée de soixante-douze ans, est atteinte depuis six ans d'un épithélioma situé au sommet de la pommette gauche et s'irradiant vers l'angle externe de l'œil. Les progrès n'en ont pas été très-rapides ; mais, craignant de voir l'œil envahi, elle se décide à se faire enlever sa tumeur, et vient me trouver. Une croûte assez épaisse le couvre entièrement, croûte qui tombe quelquefois pour se reproduire. Comme à ce moment elle est pour moi un obstacle, je la fais tomber par l'application d'un cataplasme que la malade garde toute la journée et pendant la nuit, et le matin je fais une application directe sur la tumeur. La mortification ne tarde pas à se produire, et la tumeur tombe le troisième jour, laissant une surface du meilleur caractère et qui se cicatrisa en peu de temps.

M. de N..., âgé de soixante et onze ans, est atteint depuis deux ans d'un cancroïde de la joue gauche, un peu à droite et au bas de la pommette, qui, resté stationnaire pendant longtemps, s'avance maintenant avec assez de rapidité du côté du nez. Il s'adresse à un médecin de mes amis, qui lui conseille de s'en débarrasser au plus vite, et me l'adresse.

Une seule application suffit, mais il reste une cicatrice assez apparente, de l'étendue d'une pièce de 20 centimes, ce qui d'ailleurs, à l'âge du malade, n'a pas de grands inconvénients, surtout eu égard à ce qui existait auparavant.

Tumeurs cancéreuses proprement dites. Tumeurs squirrheuses du sein. — Madame D. D. E..., âgée de soixante-dix ans, est atteinte d'un squirrhe du sein ulcéré, depuis six mois, dans l'étendue d'une pièce de 2 francs. — Sa maladie remonte à un an et demi. — Elle ne se souvient pas d'avoir reçu de coup sur la partie malade ; la tumeur est née spontanément. Du volume d'une petite pomme, bosselée, très-dure, adhérente à la peau, qui est marbrée dans une certaine étendue, elle laisse échapper, par l'ulcération, un ichor sanieux, qui suffit à mouiller complétement un petit gâteau de charpie. L'ulcère est anfractueux, à fond grisâtre, à bords irrégulièrement taillés. Il y a, depuis plus de huit mois, des élancements parfois très-douloureux et qui se renouvellent beaucoup plus souvent aujourd'hui. L'état général est bon, l'appétit assez soutenu ; point d'engorgement des ganglions axillaires. — Elle a déjà refusé de se soumettre à l'opération sanglante que lui proposait un médecin.

Cependant il n'y a pas de temps à perdre, il est même déjà un peu tard. Elle vient me trouver, et voudrait que j'essaye de *faire fondre* sa tumeur, ce qu'elle a déjà fait en vain, bien entendu. Je ne lui cache pas ma pensée. Il est trop tard pour faire un pareil essai ; et, sur mon assurance que je la lui enlèverai sans la faire souffrir et sans user de chloroforme surtout, elle se décide à employer mon traitement. La tumeur pouvant se limiter parfaitement, malgré son étendue relative, je pus la cerner complétement. Mais, en raison de la profondeur à laquelle il fallait agir pour ne rien laisser hors de l'action du médicament, je fus obligé de faire trois applications successives qui demandèrent deux jours. La tumeur mortifiée tomba tout entière trois jours après, et les suites en furent très-simples. Au bout d'un mois, la cicatrisation était complète.

J'ai revu cette dame, un peu moins d'un an après ; sa santé continuait à être parfaite.

Voici encore un autre exemple de squirrhe du sein, mais sans ulcération.— Mademoiselle L. de B…, est âgée de cinquante-sept ans. Très-forte et d'une excellente santé habituelle, elle a senti, il y a neuf à dix mois, une petite grosseur au sein gauche ; son volume a augmenté peu à peu, et elle est aujourd'hui comme une petite noix. Mobile dans sa partie profonde, mais adhérente à la peau, dont la coloration n'a pas changé d'ailleurs, elle est absolument indolore. Le diagnostic ne saurait être douteux. Mademoiselle de B., qui a perdu sa mère d'une tumeur au sein, a beaucoup d'appréhension ; mais elle veut, avec raison, essayer de tous les moyens que la science peut employer à son égard, et les plus grands ne lui font pas peur. Cependant, désir bien légitime, s'il en est un de moins cruel que l'instrument, elle lui donne la préférence. C'est dans ces conditions qu'elle m'est adressée par un prêtre dont j'avais soigné la sœur pour une affection mammaire beaucoup moins sérieuse.

Chez cette malade, une seule application fut nécessaire ; elle guérit vite, et la guérison s'est maintenue depuis lors. Il y a de cela quatre ans.

Tumeurs encéphaloïdes multiples. — M. G…, soixante-deux ans, s'est aperçu, pour la première fois il y a quatre ans, qu'il lui poussait, selon son expression, une petite tumeur sur le devant de la poitrine, au bord droit du sternum. Un médecin qu'il consulta la lui cautérisa vivement avec le fer rouge. Il y eut une hémorrhagie inquiétante, et la cicatrisation ne se fit pas. Six mois après, elle avait la forme d'un champignon de la grosseur d'une pomme, mais parfaitement pédiculé à sa base, et le pédicule ayant tout au plus la grosseur du doigt. Toute sa surface était ulcérée et recouverte de bourgeons grisâtres. Une consultation eut lieu, dans laquelle il fut décidé qu'on lui ferait l'opération avec le bistouri, et elle eut lieu, en effet, huit jours après.

La cicatrisation se fit; mais, en même temps, une autre tumeur semblable apparaissait à quelques centimètres du point où était située la première; puis, successivement, une seconde, une troisième, et enfin une quatrième, celle-ci de formation récente au moment où je vis le malade, et toujours au devant de la poitrine. Voici quel était, à l'époque où je fus consulté, l'aspect de ces différentes tumeurs : La première en date avait tout à fait l'aspect de certains champignons, et ressemblait de tous points à celle qu'on avait opérée et que j'ai déjà décrite : pédicule de la grosseur du doigt, soutenant une tumeur sphérique, ulcérée et parsemée de bourgeons grisâtres laissant échapper une sanie roussâtre; la seconde, assez semblable à la première quant à l'aspect, mais de la grosseur d'une noix seulement; la troisième et la quatrième, plus petites encore et assez fortement aplaties; ces deux dernières non ulcérées. Malgré ces diverses poussées, l'état général était assez bon ; mais il fallait évidemment débarrasser au plus vite le malade de toutes ces tumeurs qui n'auraient pas tardé à l'épuiser. Il ne voulait plus entendre parler, toutefois, ni du bistouri ni des caustiques, trouvant que c'était assez comme cela.

La base de ces tumeurs étant fort étroite, je les attaquai toutes quatre simultanément. Il suffit d'une fois, et la guérison, qui eut lieu en vingt-cinq jours environ, ne s'est pas démentie depuis trois ans.

J'aurais pu multiplier mes citations, mais je les crois assez nombreuses pour éclairer suffisamment les malades et je craindrais de surcharger inutilement ce travail. Je m'arrête donc. Puissent mes paroles apporter l'espérance à tous ceux qui souffrent, à tous ceux qu'effraye un avenir plus douloureux encore.